OBSERVATION

DE KYSTES HYDATIQUES

NOMBREUX

DANS LA CAVITÉ ABDOMINALE

Par M. MALHERBE,

Professeur adjoint à l'Ecole préparatoire de Médecine de Nantes,
Médecin de l'Hôtel-Dieu de la même ville,
Secrétaire du Conseil d'Hygiène publique et de Salubrité (1).

Quoique les observations de kystes hydatiques ne manquent pas dans la science, il est encore convenable de faire connaître ceux qui présentent des circonstances remarquables ou qui sont de nature à éclairer certains points encore obscurs de l'histoire de ces entozoaires : ce sont ces motifs qui m'ont déterminé à communiquer à la Section de Médecine l'observation suivante.

Le nommé Pigré, René, âgé de 21 ans, garçon de café, entre à la salle 6 de l'Hôtel-Dieu le 15 décembre 1859.

Ce jeune homme, d'un tempérament lymphatique, de petite taille, ne présente malgré son âge aucun des carac-

---

(1) Les détails de cette observation ont été recueillis presque entièrement par MM. Chaillou et Auger, internes à l'Hôtel-Dieu.

tères de la puberté, l'absence de poils au pubis, le peu
de développement des organes génitaux, ses membres
grêles donnent l'idée d'un enfant de douze à treize
ans.

Sa santé a toujours été bonne, il ne s'enrhume pas facilement; il n'a jamais eu d'ophthalmie ni d'engorgement
des ganglions du cou.

A l'âge de 9 ans, il est tombé du haut d'une charrette
(12 pieds de haut) à plat ventre sur la roue et de là est
retombé à terre. Le jour de l'accident il eut un véritable
vomissement de sang ; les quatre ou cinq jours suivants
il expectora des crachats sanglants : il parut ensuite se
remettre complètement.

A 14 ans, il a eu la rougeole : point de fièvres
intermittentes ; point de battements de cœur ni d'œdème
des membres.

A son entrée, on constate que la langue est nette,
l'appétit parfaitement conservé, il a chaque jour deux
selles de consistance normale. La peau et les muqueuses
sont décolorées, il existe du souffle dans les carotides, le
malade se fatigue facilement.

Les battements du cœur sont normaux, ils s'accom-
pagnent d'une légère vibration : cet organe est remonté
sous la quatrième côte, le choc de la pointe est perçu
au niveau du mamelon.

Les deux poumons sont refoulés en haut, ils sont
d'ailleurs d'une intégrité parfaite. La sonorité thoracique
s'arrête en avant au niveau du mamelon du côté droit,
puis, décrivant une ligne courbe à concavité inférieure,
elle passe à deux ou trois centimètres au-dessous du
mamelon gauche. En arrière la sonorité cesse à gauche,
au niveau de la douzième vertèbre dorsale, à droite, au
niveau de la onzième. La partie inférieure de la cage
thoracique est fortement élargie par le refoulement des
côtes en dehors, cette déformation est plus sensible du
côté droit que du côté gauche.

Le ventre énormément développé mesure 91 centimètres
1/2 dans la partie la plus saillante ; une voussure considé-

rable, très appréciable à la vue, même en arrière, occupe l'hypochondre droit et se distingue de la tuméfaction générale.

C'est dans ce point et trois ans après l'accident rapporté plus haut que la tumeur a commencé à se faire sentir ; depuis lors elle a toujours été croissant.

En palpant l'abdomen, on sent le bord inférieur d'une tumeur résistante, volumineuse, occupant tout l'hypochondre droit, une partie du flanc droit, de l'épigastre et de l'hypochondre gauche ; une tumeur arrondie qui paraît dépasser le volume du poing se rattache à la première et occupe la partie inférieure de l'épigastre. Enfin, deux autres tumeurs beaucoup plus consistantes se rencontrent, l'une à gauche, au-dessus du ligament de Fallope, l'autre à droite, un peu au-dessous du niveau de l'ombilic.

Ces tumeurs donnent un son mat dans toute leur étendue, la sonorité intestinale n'est perceptible que sur les côtés de l'abdomen ; point de fluctuation ascitique à la partie inférieure de cette cavité.

Depuis trois ans seulement le malade a commencé à ressentir quelques douleurs dans la tumeur ; ces douleurs qui ont pour siége la région hépatique, reviennent parfois sous forme d'élancements. Une pression ou une percussion un peu forte sur le même point produit une douleur assez vive.

Le sang, examiné au microscope, contient de nombreux globules blancs ; ils sont avec les globules rouges dans le rapport de 1 à 15, c'est-à-dire double de l'état normal. Cette proportion n'est pas cependant suffisante pour constituer la leucocythémie.

On resta dans l'incertitude sur le diagnostic, on pensa bien à une tumeur hydatique, mais l'absence du frémissement caractéristique empêcha de s'arrêter à cette idée.

Après quelques semaines pendant lesquelles le malade prit des bains alcalins et des pilules d'iodure de fer, il sortit de l'hôpital dans le même état qu'à son entrée.

Le 23 janvier 1860, il rentre dans la même salle ; il

est examiné à plusieurs reprises avec grand soin, et enfin le 2 février, on constate l'existence du frémissement hydatique, d'abord à l'épigastre, puis successivement sur les autres points de la tumeur.

Frappé de l'arrêt de développement du sujet malgré l'intégrité des diverses fonctions, nous pensâmes qu'il pouvait être fait quelques tentatives pour débarrasser le jeune Pigré du parasite qui absorbait les sucs nutritifs au détriment de l'économie.

Nous prîmes l'avis de plusieurs médecins et chirurgiens de l'Hôtel-Dieu, et après une discussion dans laquelle fut émise la supposition qu'on pourrait bien n'avoir affaire qu'à un kyste séreux, il fut décidé qu'on ferait avec un trois-quarts capillaire une ponction explorative, et qu'ensuite on évacuerait le contenu de la tumeur par le procédé de Récamier ; l'indication étant la même dans le cas de kyste séreux et dans celui de tumeur hydatique.

Le jour même, M. Chenantais plonge dans le point culminant de la tumeur, à une profondeur de 7 à 8 centimètres, un trocart capillaire armé de sa canule, par laquelle on extrait environ 125 grammes d'un liquide trouble, jaune-verdâtre, coagulant en masse par la chaleur, contenant de nombreux globules de pus.

Cette circonstance nous fit penser que le kyste était simplement séreux et ne contenait pas d'hydatides ; plusieurs auteurs ayant nié que de semblables tumeurs pussent se développer à la suite de violences physiques ; néanmoins la tumeur fut attaquée avec la pâte de Vienne : quatre applications furent faites à plusieurs jours d'intervalle, les 6, 13, 28 février et 6 mars.

Jusqu'au 11 février, le malade n'avait rien présenté de remarquable, l'appétit s'était conservé, on avait continué les bains et l'iodure de fer à l'intérieur ; mais, ce jour-là, il accuse un peu de diarrhée ; on diminue les aliments, on cesse l'iodure de fer et on prescrit une potion calmante avec addition de sous-azotate de bismuth.

Le 17 mars, malgré l'application constante de cataplasmes, l'escharre ne se détache pas ; on se décide à la diviser avec la sonde cannelée ; on arrive ainsi dans la cavité d'où s'échappe un liquide trouble , entraînant avec lui 4 ou 5 hydatides de 3 à 4 millimètres de diamètre ; on agrandit l'ouverture avec le bistouri , et on y introduit un morceau d'éponge préparée.

Dans la soirée , le pouls est à 130 , quelques douleurs dans l'abdomen ; on retire l'éponge et on injecte de l'eau tiède qui fait sortir un certain nombre d'hydatides, dans lesquelles on constate la présence des échinocoques.

18 mars. On extrait de grosses hydatides avec la pince à pansement : la tumeur est un peu douloureuse à la pression ; quelques nausées ; pouls à 140. (Eau de Seltz , injection d'eau tiède matin et soir.)

19 mars. Même état : pouls à 144 ; le pus qui s'écoule de la plaie exhale une odeur fétide; on a jouteà l'injection 30 grammes de teinture d'iode et 1 gramme d'iodure de potassium. Même prescription du reste.

20 mars. Même état : on emploie en injection 60 grammes de teinture d'iode et 2 grammes d'iodure de potassium. Dilatation avec l'éponge préparée : les urines, examinées chimiquement , ne contiennent pas d'iode.

21 mars. Amélioration : le pouls ne donne que 138.

23 mars. On mesure la circonférence de l'abdomen ; même résultat qu'avant l'opération, 91 centimètres 1/2.

25 mars. L'odeur fétide du pus persistant malgré les injections iodées, on remplace celles-ci par un mélange de 30 grammes de chlorure d'oxyde de sodium et de 250 grammes d'eau.

Les jours suivants , les urines deviennent rares ; l'abdomen est douloureux, diarrhée abondante ; on diminue les aliments , on administre chaque jour 3 pilules d'opium de 2 centigrammes 1/2 chacune ; on pratique sur l'abdomen des frictions avec la pommade mercurielle belladonée.

1er avril. Le pouls est à 120 ; la diarrhée persiste. On administre la poudre suivante :

Sous-azotate de bismuth...   4 gr.
Cachou pulvérisé.........   2 gr.
Extrait thébaïque.........   10 cent.
           en 4 paquets.

Lavements calmants, cataplasmes, continuation des injections chlorurées.

Il sort encore les jours suivants un assez grand nombre d'hydatides, puis la poche, complètement vide, revient progressivement sur elle-même, et l'ouverture se rétrécit. L'état général s'améliore sensiblement, la diarrhée a cessé ou à peu près, l'appétit s'est relevé, le pouls est au-dessous de 100.

Cependant le volume du ventre n'a pas diminué. L'épigastre forme un relief plus considérable que les parties voisines, c'est comme une énorme bosselure qui s'accroît progressivement. La percussion y donne un son mat ; de plus, le frémissement hydatique y est extrêmement manifeste, ainsi que dans plusieurs autres points de l'abdomen.

Le 12 avril, une ponction exploratrice est pratiquée avec un trocart à hydrocèle ; elle donne issue à une petite quantité de liquide transparent qui ne coagule ni par l'acide azotique ni par la chaleur. Le même jour, on fait une application de caustique de Vienne.

Les jours suivants, les applications caustiques sont répétées à de courts intervalles, et après la 3ᵉ on pénètre dans le kyste et il s'en échappe une multitude d'hydatides de toutes grosseurs, les unes entières et vivantes, les autres flétries.

On pratique, comme dans la première cavité, des injections iodées d'abord, puis avec le chlorure d'oxyde de sodium, et le 22 avril, la seconde poche, paraissant vide, on abandonne les ouvertures à elles-mêmes pour les laisser fermer.

Cependant l'abondance de la suppuration épuise le malade qui s'amaigrit rapidement, l'accélération du pouls, la chaleur fébrile, la diarrhée reparaissent, et après un affaiblissement progressif la mort arrive le 9 mai.

AUTOPSIE.

Le ventre, très fortement tuméfié, est revenu sur lui-même après la mort; la rétraction fait saillir une multitude de tumeurs qui soulèvent très sensiblement la paroi abdominale dans ses différentes régions, surtout dans le flanc gauche et la fosse iliaque du même côté.

La partie inférieure de la cage thoracique est énormément dilatée, ce qui donne à la poitrine une forme conique des plus prononcée.

La paroi abdominale, incisée au niveau des arcades crurales et rejetée de bas en haut, on aperçoit une multitude de tumeurs de forme et de volume variable, depuis la grosseur d'un grain de raisin jusqu'à celle d'une grosse orange; quelques-unes sont beaucoup plus considérables. Toute la cavité abdominale en est remplie. Les unes sont globuleuses, les autres irrégulièrement ellipsoïdes, avec de plus petites tumeurs surajoutées.

La tumeur de la fosse iliaque gauche, que l'on percevait si distinctement pendant la vie, occupe non-seulement cette fosse, mais encore une grande partie du petit bassin, repoussant à droite le rectum, et descendant jusqu'au plancher périnéal. La transparence de ses parois l'aurait fait prendre, au premier abord, pour une anse d'intestin distendue par des gaz.

Quelques-uns des kystes semblaient avoir une enveloppe péritonéale, d'autres en étaient évidemment dépourvus; plusieurs étaient appendus aux parois intestinales par de minces filets, et ressemblaient tout à fait à des grains de raisin.

Le foie était divisé en trois lobes complètement indépendants par des kystes très volumineux. De ces trois lobes, l'un était situé en avant et à gauche; il était de la largeur de la main environ et mesurait 2 à 3 centimètres dans sa plus grande épaisseur. Le second, en avant et à droite, de même largeur que le précédent, mais plus épais et plus vasculaire à la coupe. Le troisième, aussi considérable que les deux autres réunis , était situé en arrière , au-devant de la colonne vertébrale.

Le 1er et le 3e de ses lobes avaient subi une altération profonde sensible à l'œil nu ; la partie moyenne paraissait exempte de toute lésion.

Cette singulière division du foie en trois lobes était due à des kystes qui affectaient la disposition suivante :

Entre les deux portions antérieures , kyste ellipsoïde long de plus d'un décimètre, régulièrement arrondi en haut , en bas comprimé et déformé par le développement d'autres tumeurs. En arrière du lobe droit , autre kyste plus considérable, de deux décimètres de long, occupant toute la gouttière vertébrale du côté droit , sans y avoir contracté d'adhérences. Cette vaste poche , d'une capacité de deux litres au moins, est remplie d'un fluide grumeleux et jaunâtre, d'une odeur fétide : on n'y trouve point d'hydatides , mais quelques masses de matière pâteuse ressemblant un peu à du mastic de vitrier.

A la partie antérieure et inférieure de ce kyste, une ouverture circulaire , permettant l'introduction du doigt , donnait accès dans un autre kyste dont les parois , un peu revenues sur elles-mêmes, présentaient en dedans quelques plis ou bosselures inégales. C'était dans ce kyste qu'on avait pénétré la première fois avec le caustique ; sa face interne présentait des traces non équivoques d'inflammation ; elle était d'un noir-foncé , et on en faisait sortir du pus en pressant même légèrement avec le scalpel : dans aucun point ces parois n'avaient contracté d'adhérences entre elles.

Des adhérences fibreuses intimes unissaient à la paroi abdominale le point de la tumeur sur lequel avait porté l'opération ; aucune trace de péritonite.

Le kyste sur lequel avait porté la deuxième ponction était aussi recoquillé , mais sans que les parois eussent contracté d'adhérences ; sa face interne offrait le même aspect que celle du précédent. Ce dernier kyste paraissait appartenir à la face concave du foie , sans qu'il fut possible de déterminer le point précis où il avait pris naissance, vu la déformation de l'organe par les nombreuses tumeurs qui lui adhéraient.

Deux de ces kystes étaient remplis d'une bouillie assez consistante, de couleur jaune d'ocre, dont la partie la plus solide adhérait aux parois. On trouvait dans la masse des membranes hydatiques flasques et plissées, dans un état de décomposition évident.

Un autre kyste contient une masse considérable de la matière blanche pâteuse déjà signalée plus haut, dont nous donnerons ci-après les caractères chimiques et microscopiques.

Dans toutes les autres cavités existaient des hydatides de volume variable, nageant dans un liquide transparent incoagulable.

Il a été impossible de retrouver la moindre trace de la vésicule biliaire.

Un kyste gros comme une tête de fœtus à terme occupait la face concave de la rate, repoussant en dehors le tissu de l'organe comprimé, mais sain, en arrière, l'artère et la veine spléniques. Les parois de cette poche épaisses de plusieurs millimètres partout où elles sont libres, sont minces et transparentes dans la partie adhérente à la rate.

Les reins n'offrent aucune altération, le gauche est seulement déformé par la pression qu'exerçait sur lui le kyste de la rate.

L'estomac et toute la masse intestinale sont refoulés à la partie postérieure de la cavité abdominale ; ces organes comprimés, revenus sur eux-mêmes, ne pouvaient plus remplir leurs fonctions.

Les organes thoraciques et l'encéphale sont dans un état d'intégrité parfaite.

Examen microscopique fait par M. le docteur Laënnec.

Des trois lobes du foie, celui qui est avant et à droite, pâle et décoloré à l'œil nu, ne paraît à l'examen microscopique atteint d'aucune altération.

Le second, placé en avant et à gauche, a subi la dégénérescence graisseuse ; il faut faire beaucoup de préparations pour y retrouver quelques cellules hépatiques, et encore sont-elles infiltrées de graisse.

Le troisième lobe n'a pu être examiné, il présentait à l'œil nu la même apparence que le second.

Dans les quatre kystes qui occupent la face concave du foie, on trouve une matière jaunâtre, assez consistante, qui contient manifestement de la matière colorante de la bile (bilifulvine de Berzélius ?) ; on a cru y retrouver quelques cellules hépatiques ; on y a reconnu facilement des cristaux de cholestérine. L'enveloppe de ces quatre kystes est formée d'un tissu conjonctif très dense.

L'enveloppe du grand kyste de la rate qui mesure de trois à cinq millimètres d'épaisseur est constituée par un tissu conjonctif très serré et très riche en fibres élastiques et en cellules plasmatiques étoilées. La membrane d'enveloppe de la rate qui la sépare du kyste, est considérablement épaissie ; la rate elle-même ne présente rien de remarquable.

La matière blanche contenue dans deux kystes, qu'on ne saurait mieux comparer qu'à de la bouillie athéromateuse, a présenté à l'examen microscopique de très nombreuses aiguilles de margarine, dont plusieurs légèrement contournées, des sels amorphes de chaux, probablement des carbonates, et de la graisse en grande quantité. Plusieurs aiguilles de margarine présentaient de distance en distance des renflements à reflets graisseux. (Ces renflements rappelaient assez ceux de certaines fibres nerveuses de la grosse espèce). En multipliant les préparations, M. Laënnec s'est assuré que ces fibres étaient à un état de cristallisation imparfaite.

Une portion de cette bouillie dissoute dans l'éther, puis filtrée, a donné un résidu assez abondant où, avec le microscope, on découvre des débris d'échinocoques et de nombreux crochets.

Rien de particulier à dire sur les hydatides, qui contenaient une multitude d'échinocoques, sur plusieurs desquels

MM. Laënnec, Thoinnet, Jouon, Hélie ont constaté des mouvements très manifestes.

Des mouvements plus vigoureux et même le mouvement de rentrée de la tête de l'animal avait été observé par M. Laënnec, sur plusieurs échinocoques extraits d'un kyste ouvert pendant la vie.

Examen chimique de la substance blanche ci-dessus décrite, par M. Chaillou.

La plus grande partie de cette substance était de la margarine, il n'y avait pas de cholestérine ; le reste était constitué par des matières organiques et des sels (sulfates et chlorures en petite quantité). Le chlore était probablement uni au sodium. L'oxalate d'ammoniaque y a démontré la présence de la chaux.

Réflexions.

Ce qui appelle tout d'abord l'attention dans l'histoire de Pigré, c'est le grand nombre de poches hydatiques développées dans la cavité abdominale ; quoique cette circonstance se rencontre avec une certaine fréquence dans les observations publiées jusqu'à ce jour, elle mérite encore d'être mentionnée, et peut fournir quelques remarques utiles.

Le foie semble bien ici, comme dans la plupart des faits analogues, le siége de prédilection des poches hydatiques, et les altérations singulières qu'il a présentées se retrouvent presque toujours quand les hydatides ont acquis un grand volume ou sont en nombre considérable.

Dans une des observations que rapporte M. Moissenet, le foie était réduit à une coque mince qu'on avait traversée pour pénétrer dans le kyste. (*Arch. gén. de Méd.* 1859, 5ᵉ série, t. xiii, p. 144.) Le *Canstatts Jahresbericht* pour l'année 1858, contient une observation de Wunderlich, qui offre sous plusieurs rapports de la ressemblance avec celle de Pigré, et dans laquelle le lobe gauche du foie avait été détruit par la pression des poches hydatiques. Il est cependant probable que les kystes se développent primitivement en dehors des organes; le peu de gêne qu'ils occasionnent au début, nous en fournirait au besoin la preuve; ce n'est que par suite de l'érosion des tissus qu'ils pénètrent parfois jusque dans les cavités vasculaires, comme cela a été plus d'une fois constaté pour les vaisseaux hépatiques. Le cas de Wunderlich présente un détail assez singulier, je veux parler de la présence d'une hydatide de la grosseur d'un œuf de pigeon, logée dans une dilatation d'un rameau de 3e ordre de l'artère pulmonaire, dans le lobe inférieur du poumon droit. Devant l'hydatide le vaisseau contenait un caillot récent non obturant; derrière, il était rempli par une substance pâteuse formée de couches concentriques à moitié confondues, qu'on reconnut pour du détritus d'échinocoques. Il n'existait cependant aucune communication entre la cavité abdominale et l'artère pulmonaire. Un des kystes s'était bien ouvert dans le péricarde en perforant le diaphragme, mais le cœur était resté parfaitement intact.

On conçoit mieux la présence des nombreuses hydatides trouvées dans les rameaux de l'artère pulmonaire du côté gauche, dans le fait rapporté par le docteur Budd. Une tumeur hydatique, du volume d'une orange, occupait le sommet du ventricule droit et faisait saillie dans sa cavité.

La présence dans plusieurs kystes d'une substance pâteuse, résultat de la décomposition des helminthes, n'est pas un fait nouveau; cette circonstance a été fréquemment signalée; mais, dans aucun des cas venus à notre connaissance, on n'indique dans cette substance la présence de la margarine, mais seulement de la cholestérine, des sels calcaires ou sodiques, de la graisse et des débris d'échinocoques.

La marche de la maladie a été extrêmement lente; c'est trois ans après sa chute que Pigré s'aperçoit qu'il porte une tumeur au côté, et c'est neuf ans plus tard qu'il entre à l'hôpital dans l'état que nous avons décrit. Pendant tout ce temps, les fonctions se sont accomplies presque normalement , mais le développement du corps a été arrêté ; Pigré , à 21 ans, présente encore les caractères de l'enfance ; la puberté n'a pu s'établir chez lui à cause de l'énorme quantité de matériaux absorbée par les parasites dans leur accroissement progressif.

Quelle part doit-on attribuer à la chute faite à l'âge de 9 ans, dans l'étiologie de cette maladie ? L'influence des violences physiques sur le développement des hydatides est niée par plusieurs auteurs , et, d'un autre côté, dans plusieurs cas, la tumeur apparaît immédiatement ou très peu de temps après des coups ou des chutes sur la région du foie.

Ceci nous conduit à rappeler, en quelques lignes, les recherches récemment publiées sur les vers vésiculaires et sur leur parenté avec les ténias.

Ces derniers doivent être considérés comme des animaux à métamorphoses. L'œuf des ténias, après son éclosion, fournit un ver vésiculaire auquel on donne le nom de *scolex* , puis celui-ci se transforme en *strobile* , c'est-à-dire en ténia parfait ; enfin, les derniers anneaux du ténia, en se détachant, forment ce qu'on appelait autrefois cucurbitains, aujourd'hui proglottis.

Dans chacune de ces phases, l'animal affecte un habitat différent ; et, chose remarquable, pendant qu'il vit sous la forme vésiculaire, il se reproduit par gemmi-parité ; il est au contraire ovipare quand il est devenu ténia parfait. La dissémination des œufs se fait par la décomposition des articles expulsés après la fécondation.

Les ténias ne sont pas les seuls entozoaires susceptibles de changer de milieu. Les ligules, qui habitent le péritoine de certains poissons, vivent parfaitement dans l'intestin des oiseaux piscivores , ce n'est même que dans cette dernière situation qu'elles se reproduisent, parce que le produit de la génération se trouve en rapport avec une voie excrétoire. D'ailleurs, ces entozoaires ne subissent pas de métamorphoses.

M. Van Beneden a observé que les *botryocéphales* des poissons proviennent de petits entozoaires connus sous le nom de *scolex*. Ces vers ne possèdent ni crochets ni trompes , et sont privés d'organes sexuels. Plus tard, les *scolex* présentent quatre petites trompes céphaliques, manifestement échinulées; ce sont alors des *léthrarinques*. Ceux-ci restent dans leur coque jusqu'à ce que le poisson dans les entrailles duquel ils s'abritent soit mangé par un poisson plus volumineux.

Alors, le ver sort de son enveloppe , perce l'intestin du ravisseur et va s'établir dans son mésentère. Plus tard, si le poisson est dévoré à son tour par un autre poisson encore plus gros, par un requin, par exemple, le ver s'allonge, son corps se rubane, des anneaux se dessinent, des organes sexuels s'organisent et l'entozoaire devient un *botryocéphale*. (Moquin Tandon , *Zoologie médicale* , p. 393.)

Chaque espèce de ver vésiculaire produit un ver rubané spécial. Ainsi, le *cysticercus cellulosæ* du porc fournit le ténia ordinaire de l'homme ; le cysticerque fasciolaire qui habite le foie de la souris et du rat, fournit le ténia crassicolle , qui se trouve dans l'intestin du chat ; l'échinocoque donne un ténia particulier, de très petites dimensions.

Nous n'avons insisté sur ces faits que parce qu'ils ont une grande importance pour l'étiologie des kystes hydatiques, et que certains d'entre eux ont été démontrés expérimentalement.

M. Küchenmeister a fait avaler des cysticerques de plusieurs espèces à une femme condamnée à mort, et, à l'autopsie, il a trouvé dans l'intestin de petits ténias.

M. Lenckart a observé trois personnes qui avaient avalé des cysticerques ladriques. Les deux premières étaient atteintes de maladie chronique; après la mort, on ne trouva pas trace de ténias.

La troisième , qui était en bonne santé au moment de l'expérience, présenta bientôt tous les symptômes qui accusent la présence du ténia dans l'intestin, et ne tarda pas à en rendre des articles. Elle en fut débarrassée par le kousso.

M. Humbert, de Genève, a expérimenté sur lui-même. Il avala 14 cysticerques du porc le 11 décembre 1854, et, dans les premiers jours de mars 1855, il ressentit la présence des ténias et en rendit des fragments assez considérables. Malgré un traitement purgatif, les symptômes reparurent au mois d'août suivant.

Enfin, des résultats analogues ont été obtenus dans des expériences faites sur des animaux, expériences qui ne laissent rien à désirer quant aux précautions prises pour éviter les chances d'erreur.

Ainsi donc, il ne peut y avoir de doute sur la transformation des helminthes vésiculeux en ténias. Un point bien plus difficile à élucider, c'est la manière dont les œufs de ténias sont introduits dans l'économie pour y produire les cysticerques et les échinocoques; et c'est pourtant là le point le plus important pour l'étiologie des kystes hydatiques de l'homme; le mode de génération dont nous venons de parler réduisant à très peu de chose le rôle des violences physiques, à moins qu'on ne suppose qu'elles ont favorisé le passage des œufs ou plutôt des embryons hexacanthes qu'ils renferment, de la cavité intestinale dans celle du péritoine.

Ces embryons pénètrent-ils quelquefois dans les voies biliaires d'une manière directe? A voir leur prédilection pour le foie, on serait tenté de le supposer.

Une dernière remarque sur le traitement. On sait l'inutilité des traitements médicaux qui ont été essayés dans cette maladie. Les moyens chirurgicaux offrent seuls quelques chances de guérison. En général, il convient peu de les tenter dans les cas de tumeurs très nombreuses; l'issue fâcheuse qu'ils ont eue chez Pigré est une preuve de plus à l'appui du principe. Cependant, dans quelques cas où les tumeurs étaient multiples, la guérison a pu être obtenue, et c'est la connaissance de ces faits qui nous a porté à agir, en même temps que le dépérissement progressif du malade, malgré l'intégrité des principaux organes.

On doit noter, en tous cas, que l'abondance de la sup-

9 782019 291631